I0786867

Tamara Blanco

Cuidar el cuerpo para vivir mejor

Tamara Blanco
Cuidar el cuerpo para vivir mejor - 1a ed. - Buenos Aires:
Dos Tintas, 2008.

1. Cosmética. I. Título
CDD 646.7

Agradecemos los aportes y la colaboración del Dr. José Gustavo Calderón

Este libro es informativo. Ante cualquier duda consulte a su médico.

Índice

Introducción

El estado de salud y la esperanza de vida de la raza humana fueron aumentando y mejorando con el correr de los siglos. Y la mayor parte de esos avances y descubrimientos que nos permiten vivir más tiempo se dieron en los últimos cien años. Así, el hombre fue comprendiendo que el cuerpo se manifiesta de muchas maneras cuando algo no funciona bien. Hoy sabemos que para estar bien tenemos que buscar lograr un buen estado físico y espiritual, pero además debemos estar atentos a los mensajes de nuestro organismo: a sus señales, sus necesidades, su estrés, sus requerimientos alimentarios, su cansancio o sus enfermedades.

Si sabemos cuáles son los agentes externos que pueden atacarnos y disminuir nuestro estado de salud, sabremos de qué manera enfrentarlos. Para ganar la batalla del cuidado del cuerpo tenemos que saber que existen tres aristas fundamentales que debemos tener en cuenta:

- relajarse y combatir el estrés.
- alimentarse correctamente.
- realizar ejercicio físico en forma habitual.

Si reflexionamos sobre estos tres puntos mencionados, observaremos rápidamente que el estilo de vida que llevamos en el mundo moderno no hace más que atentar contra esos ítems. En un día cualquiera de uno de nosotros nos estresamos y tensionamos en la jornada laboral, nos alimentamos incorrectamente fuera de hora y ni siquiera bajamos por las escaleras desde la oficina del segundo piso. Es decir, vivimos atentando contra nuestra salud física y mental, y la mayoría de las veces no reparamos en la gravedad del daño que esa rutina enfermiza puede alcanzar.

Detectados los agentes estresantes, los factores de nuestra mala alimentación o la nula actividad física a la que nos sometemos, la primera respuesta que esbozaremos es "no tengo tiempo para corregir esto". Pero si de verdad estamos decididos a mejorar nuestra vida, a cuidar nuestro cuerpo, a descansar mejor, a disfrutar de la familia y los amigos, a recuperar el placer por los desafíos laborales y a darnos esos gustos tan cercanos que nos impedimos como escuchar un disco o leer un cuento de nuestro escritor preferido, estaremos viendo la necesidad de implementar cambios en nuestra rutina.

Un rato de relajación, una breve caminata y un plato que nos aporte los nutrientes básicos sin caer en la gula son cambios que pueden llevarse a cabo en forma gradual y escalonada. No es necesario convertirse en un experto en yoga, transformarse en un deportista de alta competición o realizar un extremo régimen para adelgazar. Sólo es cuestión de convencerse de que podemos hacerlo, cambiar algunas rutinas, incorporar otras y abandonar sustancias nocivas como el alcohol, el tabaco o la cafeína.

La finalidad de esta obra es reflejar la necesidad de hacer foco en esas tres aristas que mencionáramos. Que logremos entender que la necesidad de controlar las presiones diarias, de alimentarnos con corrección y de realizar ejercicios físicos son esenciales para cuidar el cuerpo y vivir mejor.

Cuidarse para vivir mejor

Cuidarse para vivir mejor

Cambios de hábitos

La idea de cambiar de hábitos debe ser gradual. Debemos establecer prioridades e ir desechando las malas costumbres de a poco.

De otra forma, si queremos cambiar radicalmente de hábitos, lo más probable es que dichos cambios nos superen, no consigamos sostener las decisiones y terminemos con un alto grado de frustración.

Por lo tanto, si son muchos los cambios de hábitos que queremos realizar, lo ideal es ir llevándolos a cabo de a poco, con el objetivo de ir acomodándonos y ajustándonos a cada uno de ellos, antes de efectuar el siguiente. Seguramente, será una etapa en la que haya que poner en práctica nuestra perseverancia y constancia.

En general, cuando hablamos de malos hábitos, muchas veces nos encontramos frente a una adicción. En este caso, el esfuerzo deberá ser mayor, ya que quien es adicto a una sustancia, depende absolutamente de la misma, a pesar de conocer las consecuencias perjudiciales que dicha sustancia acarrea para el cuerpo. Dentro de este rubro, nos detendremos a hablar del consumo de tabaco, café y alcohol, y de cómo atentan contra nuestro bienestar, promoviendo el envejecimiento.

El alcohol

El alcohol, lejos de ser un alimento, es una sustancia que al ser ingerida provoca múltiples daños en el organismo.

El alcohol, ingerido en grandes cantidades, ocasiona alteraciones principalmente a nivel del hígado, que con el correr del tiempo deja de cumplir con sus funciones como consecuencia del daño recibido. El alcohol y el deterioro de la función hepática llevan a la aparición de alteraciones en el sistema nervioso, en la coagulación y todas las consecuencias psicológicas que acompañan a una adicción.

El café

El café tiene un alto porcentaje de cafeína, considerado dañino para la salud en general. Lo mismo sucede con el té (contiene teína) y el mate (mateína), pero en mucha menor medida. Estas sustancias llamadas xantinas son excitantes y pueden resultar nocivas para la salud. El alto consumo de café puede, entre otras cosas, producir un incremento de la presión arterial.

Disminuir el consumo de café siempre será favorable para quien lo practique, y de esta manera se le proporcionará al cuerpo mayor vigor y salud en general.

El tabaco

El tabaco, que contiene una elevada cantidad de nicotina, favorece las aparición de enfermedades cardiovasculares, los carcinomas de varios tipos (entre ellos el pulmonar) y la cardiopatía isquémica.

Se ha comprobado científicamente que los adictos al tabaco y pueden ser víctimas de alteraciones cardíacas, anginas de pecho y endurecimiento precoz de las arterias.

Si además de consumir tabaco, no se tiene una buena alimentación y no se realiza ejercicio, los efectos tóxicos de este enemigo de la salud colaboran en un general debilitamiento del cuerpo, perdiendo su vitalidad y resistencia y tornándose un campo fértil para todo tipo de enfermedades. Se estaría provocando, así, un envejecimiento precoz.

Hemos comenzado a hablar de una actitud positiva ante la vida y de un cambio de hábitos, para mejorar notablemente la calidad de nuestra existencia y "cuidar el cuerpo para vivir mejor". Y para dedicarnos a nuestro cuerpo son muchos los puntos que tendremos que tener en cuenta, ya sea para atender a sus necesidades primarias como para saber escuchar los pedidos que nos realiza diariamente. Aquí, algunos ejes sobre los que debería encauzarse nuestra vida para ser más saludable:

Alimentación

Al igual que dormir, todos sabemos que alimentarse es una necesidad básica que no podemos pasar por alto. Lo que muchas veces se desconoce o no se le da la importancia que merece, es la calidad de la alimentación que ingerimos.

Si el deseo que tenemos es el de gozar de una salud óptima, tener un corazón sano, mejorar nuestra calidad de vida y disfrutar de una vejez prolongada y activa, no hay nada mejor que saber "nutrirse".

Hay determinados alimentos que, además de estar lejos de alimentarnos realmente, nos perjudican, elevando el riesgo de contraer enfermedades (obesidad, hipertensión, osteoporosis, enfermedades bucales, etc.).

Estos alimentos, como por ejemplo el azúcar, aportan al cuerpo sólo calorías, y ningún nutriente, ni vitaminas, ni minerales.

Hay otros alimentos que poseen nutrientes esenciales, como ser proteínas, además de sales minerales y vitaminas, y que son óptimos para una buena alimentación.

Estos son algunos consejos que ayudarán a una buena nutrición y a mantener un corazón sano:

• Ingerir alimentos variados.

• Aumentar la ingesta de frutas y verduras frescas.

• Disminuir el consumo excesivo de azúcar y sal.

• No ingerir grasas saturadas (responsables de formar ateromas en las arterias).

• Conservar un peso apropiado.

• Consumir más alimentos que contengan fibras.

• Elevar el consumo de alimentos ricos en ácidos grasos Omega 3.

Los minerales

El cuerpo, para conservar la salud, necesita del consumo de varios minerales.

La función que cumplen en nuestro cuerpo, a modo general, es la de formar parte de las estructuras de soporte del organismo, así como de ayudar en su óptimo funcionamiento.

Para que todas las funciones del cuerpo lleven a cabo su tarea, y debido a que el organismo no produce estos minerales, necesitamos ingerirlos por medio del consumo de determinados alimentos.

Ofrecemos una lista de los minerales que precisamos, qué nos ofrecen y en qué alimentos podemos encontrarlos (dedicaremos un apartado exclusivo para hablar sobre el calcio y la osteoporosis).

En el caso del manganeso y el fósforo, no se dan carencias en el cuerpo humano.

- Hierro

El hierro es un mineral que colabora en la formación de la hemoglobina, que lleva el oxígeno de la sangre. Cuando a un organismo le falta hierro, puede contraerse anemia, pérdida del cabello y palidez.

Este mineral podemos encontrarlo en la espinaca, el pescado, la acelga, las legumbres y los cereales.

Para facilitar su absorción, se recomienda ingerirlo junto a cítricos (vitamina C).

- Fósforo

El fósforo ayuda en la calcificación de los huesos. También participa del proceso de obtención y transformación de la energía.

Este mineral podemos tomarlo del pescado, la carne, las legumbres, los cereales, la leche y el huevo.

- Magnesio

El magnesio participa en el sistema nervioso y muscular. También interviene en el funcionamiento del corazón y la formación de los huesos.

Suele estar presente en todos los alimentos, pero se absorbe mejor al consumir frutos secos, cereales integrales, verdura de hoja y legumbres.

Al carecer de magnesio, una persona puede tener con más frecuencia calambres, pulso irregular y temblores.

- Manganeso

El manganeso es componente de enzimas que tienen la función de proteger los tejidos de radicales libres. Este mineral puede encontrarse en frutos secos, cereales integrales y legumbres. También se encuentra, en menor medida, en frutas y verduras.

- Iodo

Este mineral, que podemos encontrar en los mariscos, el pescado y las algas, forma parte de las hormonas tiroideas (que regulan el crecimiento y el desarrollo).

Quien tiene un déficit de iodo, puede sufrir de bocio, hipo-
tiroidismo, estreñimiento, apatía, etc.

- Selenio

Es un excelente antioxidante, que protege las células del
ataque de los radicales libres (ver más información en el
capítulo Antioxidantes). Además activa las defensas del
organismo y colabora en el desarrollo sexual.

El selenio podemos encontrarlo en los mariscos, los cereales integrales, en el pescado y la carne.

La carencia de selenio en el organismo puede llevar a
padecer retraso en el desarrollo sexual, infertilidad y dolores
musculares.

- Zinc

El zinc es un mineral muy importante para nuestro cuerpo, ya que colabora en el normal desarrollo de todo el organismo, la reproducción y la inmunidad. También interviene
en el buen estado del cabello, las uñas y la piel.

Este mineral está presente en el pescado, la carne, la
leche, los huevos, los mariscos, las legumbres y los frutos
secos.

Al carecer de zinc, nos podemos encontrar ante cuadros
de anorexia, manchas en las uñas, piel áspera, etc.

El calcio y la osteoporosis

El calcio es un mineral muy importante para el organismo, ya que colabora en la formación de los huesos, endure-
ciéndolos y fortaleciéndolos. Además, actúa en el sistema
nervioso, en el sistema muscular y en la coagulación.

El calcio es un mineral que puede tomarse de los lácteos, tales como la leche, el yogur, y también de las coles, la espinaca y el brócoli.

Dentro de todas las consecuencias que puede acarrear el déficit de calcio en el organismo (raquitismo en la edad infantil, huesos débiles, excitabilidad muscular y nerviosa) se encuentra la osteoporosis.

Cabe aclarar que el calcio tiene una desventaja, y es que resulta difícil de asimilar por el cuerpo. Esto se acentúa con el pasar de los años; la edad disminuye la facilidad del organismo para absorber algunos minerales, como el citado. Por lo tanto, lo que se recomienda es que durante la menopausia, se refuerce la dosis de consumo.

Lo aconsejable es ingerir de 800 a 1500 mg por día (según la edad), lo que puede compararse con dos vasos de leche y un yogur. Estas dosis aumentan la posibilidad de prevenir, en gran medida, enfermedades como la osteoporosis. Esto se debe a que el cuerpo contaría con suficiente materia prima de donde tomar el mineral.

Hay ciertos factores que implican más riesgo de contraer osteoporosis; hablamos de déficit alimentario, sobrepeso y estrés. Por lo tanto, dentro de un plan de salud y con el objetivo de aumentar nuestra calidad de vida y evitar enfermedades, lo ideal es nutrirse adecuadamente (controlando una equilibrada ingesta de minerales), realizar ejercicios y estar atentos a un buen peso.

La práctica de ejercicios colabora con la glándula pituitaria en la producción de la hormona del crecimiento, lo que favorece una buena asimilación de calcio (al igual que de otros minerales).

Existen también otros factores que ayudan en la asimilación del calcio, como ser:

• Consumo de vitamina D (el cuerpo requiere de este elemento para asimilar completamente el calcio. La leche es el alimento ideal, ya que contiene calcio y vitamina D).

• Exposiciones solares (el hecho de realizar actividades al aire libre, sin una riesgosa exposición solar en horarios inadecuados, ayuda a absorber el calcio).

Por lo tanto, si tenemos en cuenta lo anteriormente dicho (realizar ejercicios, incorporar calcio al cuerpo por medio de una buena alimentación, ingerir vitamina D y exponerse al sol adecuadamente), podemos tener asegurada una mejor calidad de vida y aletargar el proceso inevitable de envejecimiento.

Antioxidantes

Para poder comprender este tema, tan importante en el camino de evitar un envejecimiento precoz, debemos comprender qué son los antioxidantes y cómo actúan en el organismo.

Los radicales libres

Empecemos por el principio: el oxígeno que resulta tan vital y esencial para nuestro organismo puede a su vez causar la degradación del mismo.

Esto se debe a que la respiración en presencia de oxígeno trae aparejados también efectos negativos en nuestro cuerpo, ya que produce unas moléculas llamadas "radicales libres", que aceleran la oxidación del ADN y ARN que nuestras células necesitan para sintetizar las proteínas. Además dañan las paredes celulares, obstaculizando el paso de nutrientes a las células, y por ende, causándoles la muerte.

Al tener en el cuerpo células que se renuevan en forma constante y otras que no, los radicales libres pueden, con el correr del tiempo, producir una modificación genética sobre las primeras (aumentando el riesgo de contraer cáncer) y debilitar la función de las células que no se renuevan (acelerando el envejecimiento).

El organismo produce, a lo largo de la vida, una cantidad de radicales libres que llevan a un envejecimiento natural.

Pero también, existen factores externos que pueden ser evitados, y que generan radicales libres. Hablamos de: tabaquismo, consumo de alcohol, bebidas gaseosas, una dieta rica en grasas saturadas, colorantes, conservantes, demasiada exposición solar, radiaciones, plaguicidas y otras formas de contaminación ambiental.

De esta forma, todos los radicales libres (agentes oxidantes) provocan en nuestro organismo un envejecimiento precoz y el riesgo de contraer enfermedades, tales como diabetes, cáncer, enfermedades cardiovasculares, neurodegenerativas, etcétera.

Antioxidantes

¿Qué hacen los antioxidantes? Los antioxidantes cumplen con la función de bloquear el efecto nocivo de los radicales libres. De este modo, colaboran en la disminución del riesgo de contraer las enfermedades anteriormente mencionadas, así como en el atraso del envejecimiento de algunos órganos, que pueden provocar cataratas o alteraciones en el sistema nervioso.

Los antioxidantes están compuestos por dos grupos:

1. Elaborados por el propio organismo, como método de defensa ante los radicales libres y son proteínas especiales.

2. Procedentes del exterior: vitaminas C, E, betacarotenos y flavonoides.

Los antioxidantes del segundo grupo, si bien podemos encontrarlos en la mayoría de los vegetales, están en mayor medida en unos que en otros. Es por esto, que una dieta balanceada rica en verduras (preferentemente crudas) y frutas, más legumbres y cereales, mejoraría altamente nuestra calidad de vida.

Ofrecemos una lista detallada de los alimentos que mayor valor en antioxidantes tienen:

Vitamina C: puede encontrarse en gran variedad de frutas y verduras frescas y crudas, tales como los cítricos, el melón, las frutillas, el kiwi, el tomate, el pimiento, las coles (repollo, brócoli, coliflor), y frutas y verduras en general.

Vitamina E: esta vitamina puede encontrarse en el germen de trigo, el aceite de soja y de oliva (puros y extraídos sin solventes), los cereales de grano entero, los vegetales de hoja verde y los frutos secos.

Betacarotenos: llamados también "provitamina A", es transformado por el cuerpo en vitamina A. Posee conjuntamente las propiedades de la vitamina A y de los antioxidantes que actúan sobre los radicales libres.

A los betacarotenos podemos encontrarlos en las verduras de color rojo amarillento anaranjado, como la zanahoria o la calabaza; verduras de color verde, como la espinaca, y en determinadas frutas, como el melón, la cereza, el damasco y el durazno.

Flavonoides: son colorantes naturales que se encuentran en los vegetales y que poseen una acción antioxidante.

Estos elementos se encuentran en las verduras de hoja verde, las coles, las frutas rojas y moradas y los cítricos.

Minerales: como dijimos anteriormente, el organismo necesita de una pequeña dosis de minerales (zinc, manganeso, selenio y cobre), para elaborar las proteínas especiales que ayudan a defender el cuerpo de los radicales libres.

Descansar bien

El sueño

Tanto el sueño propiamente dicho como un pequeño intervalo en el trajín del día para tomarse un buen descanso, otorgan al cuerpo mayor salud, lozanía al rostro y tranquilidad al espíritu.

Además de que para muchos es un verdadero placer, dormir es una necesidad vital para todos.

El sueño es realmente favorable tanto para curar o disminuir estados de ansiedad, como para regenerar la piel o mantener en buen estado el sistema nervioso.

Cuando una persona duerme poco y descansa mal, no sólo le resta vitalidad al cuerpo, sino que también le ocasiona a la piel un color más grisáceo, algunas espinillas y arrugas.

El hecho de dormir ofrece al organismo la posibilidad de renovar las sustancias vitales que sirven para su funcionamiento, a la vez que se desechan aquellas sustancias que el cuerpo ha producido durante el día y ya no precisa.

Si nuestro cuerpo no descansa lo necesario, no cuenta con la posibilidad de este intercambio en el que se almacenan sustancias vitales en las células, y se encontraría siempre cansado y en constante tensión.

De esta forma, la piel (observándose más aún en el rostro) tendría un aspecto poco saludable y cansado, y los músculos que se encuentran debajo de la piel también se encontrarían agotados.

En determinadas personas, se observan rasgos de cansancio, a pesar de haber descansado lo suficiente. Para verse bien, a pesar de un buen descanso, se pueden realizar varias flexiones y algunas respiraciones profundas, frente a una ventana abierta, con el objetivo de estimular la circulación y el metabolismo.

Algunas claves para descansar bien durante la noche:

1. Ventilar con frecuencia la habitación en la que se duerme.

2. No dormir con una temperatura mayor a los 18ºC.

3. Utilizar almohadas no demasiado gruesas, ya que el abuso de almohadas puede producir arrugas en la cara.

4. Retirarse el maquillaje antes de irse a dormir, ya que el mismo frena el metabolismo y el intercambio de sustancias en el cuerpo.

5. Intentar acostarse siempre a la misma hora.

6. A medida que se acerca la noche, ir reduciendo la actividad en forma gradual.

7. Tomar cenas livianas, debido a que una comida abundante interfiere en el descanso. Lo más recomendable es realizar una buena digestión antes de ir a la cama.

8. Intentar acostarse con posturas adecuadas, que ayuden a una buena circulación sanguínea.

9. Utilizar para dormir vestimenta cómoda y de tejidos naturales.

10. Utilizar sábanas de algodón, de modo de evitar la transpiración. El algodón es fresco en verano y abrigado en invierno.

En muchos casos, debido a problemas surgidos durante el día, a preocupaciones de las que no nos podemos desprender o a que nuestro cuerpo está excitado por demás, se apropia de nosotros el insomnio, impidiendo que disfrutemos de un buen descanso.

Antes que nada, es necesario recordar que no se deben llevar a la cama los disgustos y las tensiones acumuladas a lo largo del día.

Consejos para combatir el insomnio:

1. Tomar un vaso de leche caliente, antes de irse a dormir.

2. Durante la tarde y noche, no ingerir ninguna sustancia estimulante, como puede ser el café.

3. Beber una infusión sedante de hierbas naturales (tilo, melisa, lavanda).

4. Sumergir los pies en agua caliente, y luego protegerlos con medias para mantenerlos con una buena temperatura, dentro de la cama.

5. Utilizar una manta eléctrica para calentar la zona de la nuca.

6. Realizar varias respiraciones profundas o algún ejercicio que proporcione relajación.

A continuación, ofrecemos simples ejercicios de respiración, para llevar a cabo antes de dirigirse a la cama:
• Recostarse de espaldas, y levantar ambas piernas subiéndolas por encima de la cabeza. Tomar aire profundamente, y largarlo con lentitud, a la vez que se bajan las piernas, volviendo a la posición inicial. Repetir varias veces.

• Colocarse de pie, y elevar los brazos por encima de la cabeza, mientras que se aspira profundamente. Largar el aire con lentitud, bajando los brazos nuevamente y aflojando toda tensión existente.

• En la misma posición que el ejercicio anterior, tomar aire con profundidad mientras que se llevan ambos brazos hacia atrás. Largar el aire, retornando a la posición recta, con los brazos a los costados del cuerpo. Repetir hacia el otro lado.

La relajación

Evitar la ansiedad y el agotamiento

Cuando la idea es vivir con mayor bienestar (y no hablamos del material), cuando deseamos aumentar nuestra calidad de vida o mismo cuando ya nos hemos ocupado de alimentarnos adecuadamente, pero seguimos sintiéndonos mal, tendremos que detenernos, mirar un poquito hacia adentro y revisar nuestras emociones.

Uno de los factores que resultan más nocivos para nuestra salud emocional, y por ende, aceleran el proceso de envejecimiento, es el estrés (y el agotamiento, la ansiedad y la angustia que el mismo acarrea).

El estrés y la ansiedad son respuestas físicas ante algo que nos asusta, nos irrita o nos confunde: situaciones conflictivas de cambio, problemas familiares y/o motivos que causen tensión.

Pero, si una vez desaparecidas las causas principales que originaron el estrés, éste continúa y se torna cada vez más intenso, es muy probable que se culmine en trastornos de salud.

En muchos casos en los que un individuo no tenga la capacidad de manejar el estrés adecuadamente, se pueden llegar a tener síntomas físicos, tales como:

- Insomnio
- Fatiga
- Hipertensión arterial
- Deficiencias cardíacas
- Problemas de digestión
- Obesidad

Por lo tanto, es sumamente aconsejable aprender y poner en práctica diferentes técnicas de relajación, con el fin de olvidarse por un momento de los factores estresantes del día y para darle a los problemas el lugar que ocupan y no cargar con ellos el resto de la vida.

Cuando se practica con regularidad alguna técnica de relajación, se favorece la disminución de la ansiedad y la fatiga diaria.

Ejercitación

Realizar ejercicios físicos en forma periódica, además de promover la estimulación del sistema circulatorio y respiratorio, ayuda a tonificar los músculos y sentirnos mucho mejor.

De esta forma, si somos constantes y aprovechamos cualquier momento libre para llevarlos a cabo, conseguiremos, seguramente, alejar por mayor tiempo los efectos del envejecimiento natural de nuestro cuerpo.

Si estamos eligiendo transcurrir esta vida con una mejor y mayor calidad, es imprescindible tener en cuenta que, así como es importante tener una actitud positiva, nutrirse adecuadamente y cuidar la piel, el hecho de hacer ejercicio (por lo menos una caminata diaria de 20 minutos) ayuda en gran medida en este camino que elegimos recorrer.

Dentro de los ejercicios que podemos realizar, existe una variedad enorme de posibilidades: podemos tanto aprovechar de la actividad física que suponen los quehaceres cotidianos, como realizar caminatas de marcha rápida, correr, andar en bicicleta, practicar natación, saltar a la cuerda o tomar clases de gimnasia aeróbica.

Relajación y hábitos antiestrés

Relajación y hábitos antiestrés

El estrés

El estrés se encuentra plenamente relacionado con la acumulación de tensiones físicas, mentales y emocionales que almacenamos en nuestro interior a lo largo de una jornada que aglutina problemas laborales, familiares, de pareja, económicos, etcétera. Y una de las cosas más problemáticos es que debemos soportarlo y aguantar situaciones de miedo, confusión y tensión en el trabajo, en la calle o con nuestra familia.

Nuestro cuerpo paga este síntoma acumulando tensiones que afectan el sistema defensivo en forma de contracturas, problemas digestivos, posturales, arritmias cardíacas, diabetes, colesterol, y un sinfín de efectos indeseados.

Los agentes estresantes

Son múltiples los factores externos e internos capaces de producir un impacto en nuestro sistema defensivo. Entre las causas y los motivos más comunes podríamos mencionar:

Agentes biológicos: Enfermedades, acontecimientos ligados a procesos de daño sobre el cuerpo o enfermedad.

Agentes climáticos: Las inclemencias de los cambios climáticos, exceso de frío o exceso de calor; las incomodidades prolongadas en este aspecto son agentes generadores de estrés.

Agentes químicos: Uso y abuso de sustancias que alteran el normal funcionamiento del organismo, como alcohol, tabaco o drogas.

Agentes sociales: Exceso de trabajo, conflictos o demandas familiares excesivas, situaciones conflictivas de pareja, divorcios, mudanzas, etc.

Los agentes biológicos

Además de desgastarse de manera normal con el paso de los años, el cuerpo está expuesto a decenas de ataques que afectan su funcionamiento como regímenes alimentarios o una vida sin actividad física.

La artrosis y otras patologías de carácter reumático u óseo tienden a afectarnos cuando la edad se eleva; estas causas naturales aumentarán nuestra predisposición al estrés ya que disminuyen nuestra capacidad de adaptación y exigen mayor esfuerzo al organismo para realizar cualquier tarea.

Todas las enfermedades merman nuestra capacidad de adaptación al medio y exigen una mayor inversión de energía. Esta situación nos es devuelta en forma de estrés, lo que a la vez alimenta otro tipo de enfermedades crónicas. También el iniciar repentinamente una rutina de ejercicios de alta intensidad puede ser un elemento estresante que nos demandará un esfuerzo de adaptación importante incluso estando muy preparados para ello.

Los agentes climáticos

Las temperaturas o situaciones climáticas extremas son factores de estrés, capaces de hacer reaccionar a nuestro sistema vegetativo de manera excesiva produciendo reacciones de estrés. Además de las presiones diarias, el agente climático es uno de los que más se ha desarrollado en los últimos años y, posiblemente uno de los que más esté influyendo en la actualidad. El innegable cambio del clima que afecta a todas las regiones (períodos de sequía, abundancia de lluvias, inundaciones, desborde de ríos y lagos, caída de granizo, aumento de la temperatura promedio, modificación de las estaciones, etcétera) junto a los mismísimos cambios que genera el propio hombre (calor en los ómnibus, trenes y demás medios de transporte, frío en las oficinas, exceso en los aires acondicionados y calefactores) predisponen a la acumulación de estrés.

Los agentes químicos

La contaminación ambiental, los alergenos suspendidos en el aire y el uso indebido de sustancias como el alcohol, el café, el tabaco y las drogas pueden afectar nuestra capacidad de adaptación al medio favoreciendo la aparición de reacciones desmedidas, que sumadas a otras son capaces de alterar el buen funcionamiento del organismo.

Los agentes sociales

Los seres humanos desde nuestro nacimiento, y a partir de la interacción con los demás, armamos una estructura de personalidad que si bien nos permite erigirnos en personas, a la vez nos atrapa en maniobras de conducta que deberíamos "desaprender" para dejar de tensionarnos continuamente. Esta estructura de personalidad nos es muy útil porque nos permite reaccionar de un modo fácil frente a situaciones cotidianas, pero, como dijimos, cristaliza formas de respuesta que aplica a gran velocidad, aunque no siempre sean las adecuadas. No hemos tenido un entrenamiento para desarrollar nuestra personalidad como un mecanismo capaz de resolver problemas con eficacia, y de adoptar la solución más adecuada ante la perspectiva que se nos presenta.

Es necesario aclarar que las personas no somos todas iguales ni reaccionamos de igual manera frente a una situación estresante o ante los síntomas del estrés.

Además, los seres humanos actuamos de acuerdo con pautas que nos enseña, y de algún modo impone, el medio cultural en el que vivimos. O sea que de ninguna manera podemos universalizar el estrés, lo que tenemos que tener siempre en cuenta son las formas culturales del grupo en el que el sujeto se encuentra y sus características psíquicas.

Cada cultura tiene un patrón de respuestas en relación con la muerte, la enfermedad, la realización personal o los vínculos, y es desde este lugar que cada persona adaptará las respuestas posibles ante la presión del entorno.

Cuantas menos opciones tengamos, tendremos más estrés, de modo que el poder abrir nuestra mente a nuevas formas de pensar y mecanismos más diversos para enfrentar las situaciones, así como el poder aprender técnicas que nos ayuden a despejar nuestra mente y a aliviar nuestros músculos nos permitirá evitar la fase del estrés crónico, que conlleva riesgos serios para nuestra salud. A lo largo de esta obra mencionaremos algunas técnicas terapéuticas y hábitos que nos podrán ayudar a combatir y alejar el estrés.

Las causas externas

Es difícil aunque no imposible que un solo factor estresante llegue a generar una respuesta excesiva de estrés. Lo más habitual es que se trate de una serie de factores que se van acumulando y que desencadenan en el síntoma patológico.

Cuando pasa el tiempo y no se ha relajado el cuerpo que ha sido expuesto a un factor estresante, la adrenalina y las hormonas vertidas en la sangre nunca bajan su caudal; el cuerpo va acumulando tensión; los músculos se convierten en "almacenadores" de la tensión; y existe una sobrecarga permanente e innecesaria que, si bien muchas veces es ignorada, o no es percibida por la persona, afecta el estado de vigilia, ya que el agotamiento que produce disminuye la energía que necesitamos para las cosas simples y cotidianas.

Y, como nuestro cuerpo es una estructura de sistemas interrelacionados entre sí: no es posible que los problemas de un sistema, como el circulatorio, no afecten, más tarde o más temprano, a todos los demás sistemas del organismo. Así sucederá en cadena con el resto de los sistemas, por lo que una simple carga de estrés, si no es corregida y combatida a tiempo, puede desencadenar problemas más graves y serios.

Los análisis que se pueden hacer sobre el estrés son múltiples y muchas veces, de acuerdo con el especialista o con el profesional que los realiza, se lo puede enfocar desde distintos puntos de vista. Para hacer una síntesis de estas observaciones, podríamos decir que existe un aspecto positivo y uno negativo dentro del estrés.

El estrés "negativo"

El estrés cuenta con un aspecto positivo –que veremos luego– y con uno completamente negativo –que es el que nos afecta y nos daña–. El estrés negativo es aquel que produce un esfuerzo excesivo o superior al que nuestro organismo se encuentra acostumbrado. Es decir, genera reacciones que aumentan los funcionamientos normales produciendo aceleración en el ritmo cardíaco, tensión muscular, hiperactividad y otras que ya describimos o que mencionaremos luego. Podemos decir que el organismo, por lo general, puede superar el estrés positivo y que pierde el equilibrio de alguna forma cuando padece una situación de estrés negativo.

El estrés "positivo"

En este marco se encuadra la capacidad del hombre de reaccionar de manera equilibrada para defenderse de un agente externo. En este estado el cuerpo es capaz de enfrentarse a las situaciones repentinas e incluso obtiene sensaciones placenteras. Este buen funcionamiento de nuestro sistema de alerta nos permite experimentar el mundo como un lugar para explorar y disfrutar.

El estrés "positivo" es asimismo un estado de conciencia, en el cual pensamiento, emoción y sensación parecen organizarse para proporcionar un efecto general de alegría, satisfacción y energía vital.

Las técnicas de relajación, con su costado revitalizador y reorientador de las energías, tienden a aproximarnos a un estado de estrés "positivo", de energía puesta en el asombro, la creatividad y el disfrute.

Y como cuando hablamos de estrés, del "positivo" y del "negativo" estamos hablando de energía, se trata claramente de limpiar, revitalizar, iluminar la energía positiva que nos sirve para disfrutar de las cosas placenteras y agradables, como nuestros vínculos afectivos, nuestro exploración sobre el mundo y la cantidad inagotable de estímulos que encontramos en él, y, por qué no, nuestro vínculo con el trabajo, para que deje de ser algo que se nos aparece como opresivo y lo podamos ver como una oportunidad para ejercer nuestro talento, nuestra creatividad y nuestra energía.

Por supuesto, la meditación nos ayudará; esta dosis de energía positiva, esta capacidad de ser nuevos y renovarnos se restará de la energía que hemos estado acumulando erróneamente en sitios nocivos.

En vez de desgastar nuestra energía, de hacer funcionar nuestros sistemas endocrino, circulatorio y digestivo en contra de nosotros, todo esto será reorientado en nuestro beneficio, para nuestra salud y para nuestro placer.

Teniendo en cuenta su forma de inicio, su duración, los daños que produce en el organismo y la manera de erradicarlo, existen dos tipos de estrés:

- el estrés agudo
- el estrés crónico

Estrés agudo

Llamamos estrés agudo a aquel que se presenta en un momento de tensión extrema, como puede ser: la enfermedad de un familiar al que tenemos que cuidar; junto a las vacaciones de nuestro socio comercial al que debemos reemplazar y aumentar nuestras responsabilidades en el trabajo; sumado a que nos hemos peleado con nuestra pareja y que nuestro hijo no ha alcanzado a aprobar la evaluación final.

Esa carga de ansiedad producirá en la persona la sensación de que "yo no puedo con todo esto sobre mis espaldas"...

Ante un caso como este, al que seguramente ya nos hemos enfrentado de una u otra manera salvando las diferencias o los problemas, se pueden producir reacciones de dos tipos:

- tomar más fuerzas para luchar (con lo cual podremos

superar el problema)

• buscar una escapatoria (por lo general esta reacción no elimina el problema y en algún momento volveremos a tener que enfrentarlo)

Estrés crónico

Existen situaciones en las cuales un cuadro de estrés agudo comienza a hacerse permanente y la persona se acostumbra a convivir con el estrés, dando paso a un estado que reviste mayor gravedad y que se llama estrés crónico. Es decir, cuando las tensiones, las presiones y las angustias comienzan a convertirse en perpetuas y forman parte de nuestra forma de vida.

Cuando una persona ha caído en una permanente situación estresante, además de perjudicar gravemente su vida, provoca una disminución continua de sus defensas y de su sistema nervioso, generando, al mismo tiempo, una gran debilidad ante cada agresión de agentes biológicos, químicos, sociales o climáticos, es decir, exponiendo el cuerpo a ser más propenso al estrés.

Ese estado crónico de estrés se manifiesta en un principio como un estrés agudo, empeora, se agudiza en todos los órdenes y, posteriormente, da inicio a otro tipo de molestias, en este caso, físicas: dolores estomacales, gastrointestinales, de cabeza; calambres en las piernas, puntadas en el pecho o la espalda, vómitos, temblores, fuertes sacudidas antes de dormir, etcétera.

Todos esos síntomas son manifestaciones corporales de que estamos expuestos a una situación de estrés crónico.

Como ya hemos visto hasta aquí, el estrés es una respuesta de nuestro cuerpo a una agresión interior o exterior de distintos orígenes: laborales, familiares, amorosos, económicos, etcétera. Es decir, el estrés es una respuesta a un peligro que, si no se elimina, se combate o se suprime a tiempo puede llevar a una alteración física. Existen decenas de manifestaciones de nuestro organismo. Entre las más comunes están:

- latidos del corazón más fuertes
- picazón en la piel
- temblores
- falta de apetito
- tensión en los músculos
- sudor abundante
- sed
- sequedad bucal
- trastornos hormonales
- presión alta

Etapas del estrés

Básicamente, la respuesta del cuerpo humano ante el estrés de manifiesta en tres etapas bien definidas:

Primera etapa:

Es el momento en el cual el cuerpo detecta un peligro, una agresión, una amenaza y se dispone a entrar en acción. La misma puede ser ignorar el ataque o activar los mecanismos para contrarrestarlo. En ese caso, son liberadas hormonas por las glándulas endocrinas que trasladan la adrenalina a lo largo del organismo. Esto se manifiesta con transpiración, dilatación en las pupilas y un ritmo respiratorio más acelerado.

Segunda etapa:

Una vez que el cuerpo ha detectado una alarma, activó sus defensas para protegerse y superó el momento, se procede a la restauración de todos los sistemas y a la regularización de sus funciones normales.

Tercera etapa:

Se pasa a esta etapa cuando la situación estresante reviste tal importancia que el organismo no puede erradicarla mediante su sistema de defensa. Es probable que si ese estado se normaliza en pocas horas o días, el cuerpo pueda recuperarse; sin embargo, cuando el problema se extiende en el tiempo el individuo comienza a recorrer un camino en el que necesitará visitar al médico para realizar un diagnóstico y encontrar las causas para combatir las situaciones estresantes.

La exposición prolongada al estrés agota las reservas de energía del cuerpo y puede llevar en situaciones muy extremas incluso a la muerte. Pero aún sin llegar a extremos tales, cuando se mantienen elevados niveles de estrés, durante un período de tiempo considerable, empezamos a asumir formas de conductas inadecuadas.

Y lo que naturaleza ideó para protegernos de las agresiones del medio ambiente y prepararnos contra situaciones potencialmente peligrosas, se transforma en sí mismo en un peligro, y comienza a atacarnos.

Una de las situaciones que nos genera esta hipertrofia del estado de alerta es la ansiedad; comienza sin ser patológico al principio, pero se termina transformando en crónico, debido a la suma de tensiones y sobrecargas musculares por la hiperactivación del sistema simpático - adrenérgico. Esto hace que el cuerpo se vaya sensibilizando cada vez más a estímulos menores, que terminan desencadenando una respuesta excesiva. Por ejemplo, cuando saltamos del miedo y nuestro corazón se acelera por varios minutos sólo porque alguien habló de pronto detrás de nosotros.

La relajación, la meditación y una adecuada respiración pueden ser herramientas muy positivas para eliminar, contrarrestar y prevenir los estados de estrés.

Relajación

Algunas técnicas de relajación

1

Recostarse sobre una esterilla o alfombra, de forma de estar realmente cómodo.

Aflojar totalmente el cuerpo.

Cerrar el puño derecho y tensionarlo con la mayor fuerza posible.

Tomar conciencia de la tensión que se produce, tanto en el puño, como en la mano y el antebrazo.

Luego, comenzar a aflojarse, dejando que los dedos de la mano se relajen completamente.

Prestar atención a la diferencia de sentimientos contrastantes.

Repetir el procedimiento, pero tensionando más aún el puño.

Luego, relajar y notar la diferencia nuevamente.

2

Recostarse sobre una esterilla o alfombra, de forma de estar realmente cómodo.

Aflojar totalmente el cuerpo, sintiendo cómo cada parte se relaja.

Comenzar por el rostro, los hombros, los brazos.

Todo va sintiéndose más suelto.

Continuar con el pecho y el abdomen.

El estado de relajación va tomando todo el cuerpo; el mismo está completamente calmo.

Al sentir que se obtuvo un estado de relajación total, realizar unas respiraciones profundas y lentas, para levantarse luego, con mucha lentitud.

3

Ubicarse de pie, colocando las piernas separadas y las rodillas levemente flexionadas.

Intentar que ambos pies estén paralelos.

Colocar las manos por delante del cuerpo, a la altura del pecho, y apuntar los dedos de ambas manos hacia adentro (de modo que las puntas casi se toquen).

La idea es imaginarse que en el espacio que se encuentra entre los dos brazos, hay un globo.

Relajar los hombros, observar las manos y respirar acompasadamente, mientras se imagina que el globo aumenta de a poco su tamaño.

Ir separando los brazos lentamente, mientras el globo va creciendo. Intentar acompañar el movimiento con la respiración.

Permanecer en esa posición por varios minutos, realizando respiraciones pausadas.

Otras formas de relajarse

• Moverse: lo ideal es realizar caminatas de al menos 20 minutos diarios. De esta forma, se favorece la liberación de endorfinas, que mejoran el estado de ánimo, ayudan a tranquilizarnos y reducir la ansiedad. Ocurre lo mismo si se realizan ejercicios tales como: andar en bicicleta, nadar o practicar algún deporte (no se trata de competición, sino de disfrutar de ellos, en forma distendida).

• Respirar con atención: lo aconsejable es tomarse todos los días un ratito, para detenerse a tomar conciencia de la respiración. Tomar aire profundamente y soltarlo con vigor, intentando largar, en dicho soplido, todas las tensiones acumuladas. Repetir varias veces, y luego modificar la respiración, haciéndola más lenta. Tomar aire y retenerlo por unos segundos. Soltarlo. Repetir varias veces.

Hierbas para la relajación

Existen varias hierbas medicinales (que pueden ser ingeridas en infusiones) que poseen importantes virtudes sedantes, resultando altamente útiles a la hora de querer descansar, combatir el insomnio, la ansiedad o el estrés.

La infusión es la manera más usual de aplicar y consumir plantas medicinales.

En dicho preparado, las partes que se utilizan comúnmente son las hojas y las flores, debiendo ser desmenuzadas antes de utilizarlas.

Se vierte agua hirviendo en un recipiente que contenga las hojas y/o flores de la planta seleccionada, se tapa (con el fin de que las sustancias no se evaporen) y se deja reposar durante 10 minutos. Luego se revuelve y se cuela. Si desea endulzar la infusión, es preferible utilizar miel a azúcar.

Dentro de las hierbas que favorecen la relajación, encontramos:

- Pasionaria
- Tilo
- Lavanda
- Valeriana

Pasionaria

Esta planta es especial para los nervios, ya que los tranquiliza y ayuda a un buen sueño. La pasiflora o pasionaria no afecta al organismo, como los remedios.

Se utiliza en infusión, tomando 3 tazas por día, y siendo efectiva tanto para la falta de ánimo y voluntad, nervios, palpitaciones, abatimiento, cansancio, malestar, etc.

Tilo

Se emplean las flores desecadas, en infusión, constituyendo uno de los mejores sudoríficos y antiespasmódicos del reino vegetal.

Las flores de tilo son calmantes de los nervios, tónicas, sudoríficas y diuréticas. También se utilizan en trastornos digestivos, facilitando la digestión.

Lavanda

Es una planta realmente eficaz para situaciones de estrés, insomnio, mal humor y dolores de cabeza.

Además de usarse en infusión, puede emplearse en aceite, vertiendo gotitas en un hornillo y aspirando su agradable y relajante aroma.

Valeriana

La valeriana posee grandes propiedades medicinales, como sedante.

Tiene efectos curativos en casos de insomnio, palpitaciones, hipocondría y vómitos.

Esta hierba se bebe en infusiones, aunque no se recomienda tomarla en forma continua, sino alternarla con otras plantas.

La respiración, fundamental para meditar y relajarse

La respiración completa o profunda es fundamental para conseguir una adecuada relajación. Debe ser consciente, utilizando la totalidad de nuestra capacidad pulmonar. Con ello conseguiremos optimizar el proceso de oxigenación de la sangre y como consecuencia beneficiaremos el funcionamiento de todo nuestro organismo.

Deberemos tener muy en cuenta que la respiración sólo debe realizarse por la nariz, de manera pausada y profunda, y nunca por la boca.

Todo esto debe acompañarse con una actitud mental de concentración y relajación para conseguir resultados óptimos a nivel mental, físico y espiritual.

Las tres respiraciones

Lo primero que debemos aprender para los ejercicios de relajación, y eventualmente, de meditación es a respirar.

Deberíamos tener en cuenta que la regla que debe seguirse para realizar una buena respiración es el hacerlo siempre por la nariz y no por la boca, tal como lo realizamos erróneamente la mayoría de los occidentales.

El respirar por la boca y no por la nariz lo hacemos a menudo, pero mucho más cuando estamos hablando con otras personas, y esta costumbre nos induce a respirar mal también durante el sueño, sin darnos cuenta del peligro que representa para nuestra salud.

La naturaleza nos ha provisto de un equipo defensivo para evitar que entren en nuestro organismo impurezas que al final tan sólo nos provocan enfermedades. En el interior de nuestras fosas nasales hay un filtro formado por pelos que evitan el paso de pequeños insectos, polvo o partículas nocivas que pueden perjudicar a nuestros pulmones.

Es también en la nariz en donde las mucosas se encargan de calentar el aire excesivamente frío y en donde quedan retenidas las partículas de polvo y demás partículas nocivas que los pelos no pudieron retener y de las que nos podremos deshacer expulsando el aire con fuerza por la nariz.

Existen también unas glándulas que luchan contra los microbios que logran llegar hasta ellas y desde donde se avisa a través del olfato que existe un peligro en el ambiente que nos amenaza, como podrían ser gases venenosos, sustancias en descomposición, etc.

Por otra parte, nos avisa del placer y de la serenidad de un ambiente perfumado.

Los órganos del olfato y sus terminaciones nerviosas olfativas, además de hacer que percibamos los olores, tienen como principal misión el absorber la energía del aire.

La falta de energía nos da sensación de agobio o ahogo. Todos lo hemos podido comprobar cuando al pasar un resfriado no podemos respirar adecuadamente por la nariz, la sensación a veces angustiosa que nos provoca, o cuando nos vemos obligados a respirar en un ambiente viciado por el humo.

Hemos experimentado también la sensación de frescor que nos invade al respirar por la nariz después de una tormenta en que el ambiente está lleno de ozono, o cuando estamos en el campo o en el mar, respirando al aire libre.

Dentro de los ejercicios respiratorios (que hemos tomado de la milenaria técnica del yoga), podemos distinguir tres clases de respiración completa:

- La respiración superior.
- La respiración media.
- La respiración abdominal.

La respiración que la mayoría de los occidentales realizamos es la que se conoce como respiración clavicular o superior, en la que tan sólo se mueven las costillas, los hombros y las clavículas y de esta forma sólo trabaja la parte superior de los pulmones y por ello absorbemos una mínima cantidad de aire; esta forma de respirar exige mucha energía y en cambio los resultados son mínimos.

Este tipo de respiración poco recomendable es consecuencia la mayoría de las veces de llevar comprimida la cintura con correas, fajas, pantalones muy ceñidos, etc., y también por la postura de nuestro trabajo, sentados durante muchas horas inclinados hacia adelante, lo cual nos obliga a encorvarnos y nos impide realizar la respiración abdominal.

Existe otro tipo de respiración practicada por los occidentales que no llevan una vida sedentaria, conocida como la respiración media o intercostal.

Este tipo de respiración es más correcta y beneficiosa que la clavicular ya que incluye un poco la respiración abdominal, llenando en este caso la parte superior y media de los pulmones de aire. Suelen hacerla las personas que desarrollan su trabajo de pie o andando.

La respiración diafragmática, profunda o abdominal, es la que normalmente se practica mientras descansamos o dormimos y es la más recomendada, aunque ésta tan sólo constituye una parte de la respiración en el yoga. En esta forma de respirar, el diafragma ejerce un papel muy importante.

El diafragma es un fuerte músculo que separa la cavidad del pecho de la cavidad del vientre; durante el tiempo de reposo éste está curvado hacia la caja torácica, y al ir moviéndose va descendiendo poco a poco, comprimiendo hacia abajo los órganos del abdomen al propio tiempo que empuja el abdomen hacia afuera. En esta modalidad de respiración llegaríamos a conseguir llenar de aire, además de la parte superior y media, la parte inferior de los pulmones, tomando de esta forma una máxima cantidad de oxígeno.

La respiración abdominal

La ventaja de los ejercicios de respiración abdominal es que pueden practicarse ya sea acostados, de pie o sentados.

Durante el ejercicio:

• Pondremos nuestra atención en la zona del ombligo.

• Hundiremos el vientre mientras expulsamos el aire por la nariz.

• Aspiraremos lentamente también por la nariz mientras hacemos que descienda el diafragma, de esta forma la pared abdominal se eleva hacia afuera mientras la parte baja de los pulmones se llena de aire.

• Al exhalar, la pared del abdomen se hunde hacia adentro y así se fuerza la expulsión del aire por la nariz.

La respiración media

Los ejercicios de respiración media, del mismo modo que en el caso de la abdominal, pueden hacerse en cualquier posición.

Con la respiración media llenamos de aire la parte media de los pulmones y durante el ejercicio permanecerán el vientre y los hombros inmóviles. Ponemos toda nuestra atención en las costillas, sintiendo cómo se expanden despacio.

Lo hacemos así:

• Nos ubicamos en una posición cómoda, ya sea sentados, de pie o acostados.

• En primer lugar expulsamos todo el aire que está en nuestros pulmones.

• Luego, lentamente, comenzamos a aspirar por la nariz, al tiempo que vamos ensanchando las costillas hacia los lados (con plena conciencia de esto).

La respiración superior

Esta es la respiración, a veces llamada clavicular, que tendemos a usar de manera espontánea. No es mala en sí, lo malo es cuando sólo se utiliza ésta, que airea la parte alta de los pulmones y deja inutilizada su mayor parte.

Durante la realización de este ejercicio dejaremos inmóviles el abdomen y la parte central del pecho.

También este ejercicio de respiración lo podemos hacer acostados, de pie o sentados.

Es así:

• Después de centrar totalmente nuestra atención en los pulmones, expulsamos primeramente el aire albergado en los mismos.

• Aspiramos aire por la nariz lentamente al mismo tiempo que elevamos las clavículas y los hombros, de esta forma llenamos la parte superior de los pulmones.

• Seguidamente expulsamos el aire de nuevo por la nariz y así los hombros irán bajando pausadamente.

Ejercicio de respiración completa

La respiración completa pone en funcionamiento la totalidad del sistema respiratorio y consecuentemente hace que todas las células del cuerpo y los músculos se oxigenen adecuadamente, permitiendo al propio tiempo que los pulmones se ejerciten para rendir a un elevado porcentaje de su capacidad.

Es conveniente que las personas que no hagan habitualmente ejercicio físico, ejerciten la respiración completa con moderación, al principio, pues al hacer trabajar el abdomen que no está habituado al movimiento de la respiración completa pueden generar algún trastorno digestivo (pasajero).

Se debe buscar un momento del día en que no tengamos prisa y además no nos encontremos con el estómago lleno o en plena digestión. Durante unos días se puede ejercitar durante uno o dos minutos, después se puede aumentar el tiempo progresivamente.

Para ejercitar la respiración completa:

• Nos pondremos de pie, con los brazos extendidos a lo largo del cuerpo, tratando de relajarnos todo lo que podamos.

• Expulsamos todo el aire albergado en los pulmones a través de las fosas nasales hasta dejarlos vacíos.

• Inspiramos por la nariz a un ritmo relajado todo el aire que admitan nuestros pulmones.

• Volvemos a expulsar todo el aire por la nariz siguiendo el mismo ritmo de la inspiración.

El ejercicio de inspiración de la respiración completa, en el que hemos absorbido aire por la nariz para llenar nuestros pulmones, aunque casi no nos percatemos de ello, lo hemos realizado en tres fases.

Para comprobarlo, sería conveniente que en la posición de pie o bien tumbados en el suelo, pusiésemos las manos sobre el abdomen (a la altura del vientre), especialmente aquellas personas que intentan aprender este ejercicio de respiración completa por primera vez, ya que aquellos que hacen ejercicio físico a menudo no tienen ninguna dificultad para practicarla.

Al hacer la inspiración lenta y profunda, veríamos que en primer lugar al bajar el diafragma, el vientre se va hinchando lenta y automáticamente como un globo (nuestras manos subirían al propio tiempo que se hincha el abdomen). Esta fase es la que se considera como respiración abdominal. En la segunda fase de la inspiración deberemos separar las costillas inferiores y la parte central del tórax, con el fin de que el aire penetre en la parte media de los pulmones. Esta fase es la que se considera como respiración media o intercostal.

Acto seguido y en tercer lugar deberemos tener en cuenta durante esta misma inspiración que el pecho se hinche también todo lo posible con el fin de absorber la mayor cantidad de aire posible.

Después de realizar esta última fase de la respiración completa, deberemos contraer el abdomen y de esta forma se hace que sirva éste de apoyo a los pulmones para que la parte superior se llene de aire. Esta tercera fase es la que se considera como respiración superior o clavicular.

Seguidamente expulsaremos el aire de los pulmones por la nariz de forma lenta en el mismo orden que seguimos al inspirar, es decir, primero contraeríamos la cara exterior del vientre; en segundo lugar presionaríamos las costillas unas contra las otras y en último término relajaríamos bajando las clavículas y los hombros.

Vemos pues que en la respiración completa se utilizan a la vez las tres formas conocidas de respiración: abdominal, media y superior, pero que se suceden una tras otra, como un movimiento de tres tiempos en una misma inspiración y sin ninguna interrupción.

La alimentación

La alimentación

Previamente hemos descripto distintos factores que deben tenerse en cuenta para vivir mejor. Atrás ha quedado el análisis del estrés y las complicaciones que puede originar en nuestro organismo. Ahora es tiempo de brindar consejos sobre la alimentación.

Este capítulo no está destinado a quienes padezcan de obesidad. Esa enfermedad es una alteración más severa que requiere de tratamientos más específicos y controlados. Estos consejos están orientados a quienes sean conscientes de que su alimentación es mala, que quieran adelgazar algunos kilos y que deseen habituarse a una alimentación más sana para vivir mejor y poder realizar una actividad física incorporando todos los nutrientes necesarios.

Una correcta alimentación es la principal fuente de energía y vitalidad para desarrollar las actividades. Aquí, algunos consejos esenciales para seguir, pero sin olvidar que un nutricionista es la persona indicada para guiarnos en nuestro menú.

• Desayunar correctamente, ingiriendo proteínas y minerales.

• Emplear aceite de oliva por su contenido de vitamina E.

• Nunca recalentar las verduras que han sido cocidas.

• Evitar comprar frutas y verduras cortadas.

• Incorporar 2 ó 3 porciones de pescado por semana a la dieta habitual.

• Consumir los alimentos recién cocinados.

• Las nueces, maníes, avellanas y almendras son ricas en vitamina E, uno de los principales antioxidantes.

• Consumir lácteos descremados.

• Repollo, zanahoria, acelga, calabaza, brócoli, melón y carne roja desgrasada deben formar parte de nuestra dieta.

• Excepto recomendación médica no deben evitarse grupos de alimentos. Sólo hay que regular su cantidad, pero la variedad es la base de una alimentación eficiente.

Dietas y menúes saludables

DIETA ANTIOXIDANTE

Calabaza en milanesa

Ingredientes

• 1 calabaza grande

• Cantidad necesaria de pan rallado

- 2 huevos

- Cantidad necesaria de harina

- Sal y pimienta

Preparación

- Lavar y pelar la calabaza, retirarle las semillas y cortarla en rodajas de un centímetro de espesor, aproximadamente.
- Salarlas y colocarlas sobre una placa levemente aceitada.
- Llevarlas al horno, hasta que estén tiernas.
- Luego, una vez frías, pasarlas por la harina, por el huevo batido y salpimentado y, finalmente, por el pan rallado.
- Freírlas por ambos lados, en una sartén con poco aceite, retirarlas y servir.

Budín verde anaranjado

Ingredientes

- 1/2 kg de calabaza

- 1/2 kg de zanahoria

- 1/2 kg de brócoli

- 100 gr de queso rallado

- 3 huevos

- 200 gr de crema de leche

- 1 taza de pan rallado

- Sal, pimienta y nuez moscada a gusto

Preparación

- Lavar muy bien el brócoli y cortarlo en trozos.
- Pelar las zanahorias y la calabaza, y cortarlas en trozos.
- Vaporizar las tres verduras, y luego, procesarlas por separado.
- En un recipiente, batir los huevos y mezclar con la crema, el pan rallado y el queso rallado.
- Condimentar con sal, pimienta y nuez moscada.
- Dividir la pasta resultante en tres recipientes y agregar en cada uno de ellos, las verduras procesadas.
- Forrar una budinera con papel manteca, aceitarlo y verter adentro el preparado de zapallo. Alisarlo bien, y colocar encima el preparado de brócoli.
- Finalizar de igual forma, con la zanahoria.
- Cubrir todo con papel de aluminio y llevar a baño de María en horno moderado.
- Dejar cocinar por una hora, aproximadamente.
- Retirar del molde, una vez que se haya entibiado.

Torta de zanahoria

Ingredientes

- 300 gr de zanahorias
- 300 gr de almendras
- 300 gr de azúcar
- 4 cucharadas de fécula de maíz
- 5 huevos
- 1 cucharada de ralladura de cáscara de limón

- 1 cucharadita de polvo de hornear
- 2 cucharadas de licor kirsch
- 1/2 cucharadita de canela en polvo
- Sal
- Clavo de olor molido

Preparación

- En un recipiente, batir las claras (previamente separadas) a punto de nieve.
- Por otro lado, batir las yemas con el azúcar y la ralladura de cáscara de limón.
- Agregar luego, las zanahorias peladas y ralladas muy fino. Mezclar bien.
- Añadir las almendras molidas, la canela, la fécula, un pellizco de sal, el licor, el polvo para hornear y el clavo de olor.
- Mezclar muy bien, y agregar por último, con movimientos envolventes, las claras a punto de nieve.
- Verter el preparado en una tortera enmantecada y enharinada, y llevar a horno moderado (previamente encendido) durante aproximadamente 45 minutos.
- Retirar y dejar enfriar.

Soufflé de zanahoria y pollo

Ingredientes

- 1 kg de zanahorias
- 1 kg de carne de pollo hervido y deshuesado
- 200 cm^3 de leche entera

- 6 cucharadas de maicena
- 200 cm^3 de caldo de pollo
- 50 gr de manteca
- Sal, pimienta y nuez moscada a gusto
- 1 hoja de laurel
- 150 gr de queso Port Salut
- 4 huevos

Preparación

- Realizar un puré con las zanahorias, previamente peladas y hervidas en agua con sal.
- El puré debe estar lo más seco posible.
- Introducir la manteca en una ollita y llevarla al fuego para derretir.
- Añadir la maicena y revolver bien.
- Agregar, luego, el caldo con la leche y salpimentar a gusto. Añadir la hoja de laurel.
- Volver a llevar a fuego suave y cocinar la mezcla hasta obtener una consistencia espesa, sin dejar de revolver. Quitar la hoja de laurel.
- Por otro lado, procesar el pollo junto con el puré de zanahorias.
- Mezclar ambas preparaciones.
- Separar las claras de las yemas, batir estas últimas y agregarlas a la mezcla anterior.
- Añadir el queso Port Salut.
- Batir las claras a punto de nieve, y mezclar con la preparación, por medio de movimientos envolventes.
- Verter todo en una fuente para horno aceitada y llevar a horno moderado.

Sopa antioxidante

Ingredientes

- 1 cebolla de verdeo
- 1 puerro
- 1 zapallo mediano
- 1 lata pequeña de choclo desgranado
- 2 cucharadas de manteca
- 250 cm^3 de leche
- 1 l de caldo de choclo
- 1 cucharada de perejil picado
- 250 gr de queso de máquina

Preparación

- En una sartén con la manteca, rehogar la cebolla (previamente picada) y el blanco de puerro.
- Pelar el zapallo y cortar la pulpa en cubitos.
- Incorporarlos a la sartén y continuar cocinando junto a la leche, el caldo y el perejil.
- Apagar el fuego cuando todo esté tierno.
- Procesar toda la preparación y, luego, añadirle el choclo y el queso (cortado en trocitos).
- Servir la sopa, con el perejil picado espolvoreado por arriba.

Pasta mixta de vegetales

Ingredientes

- 100 gr de lentejas
- 300 gr de tomate pisado
- 250 gr de pasta integral
- 2 cebollas
- 2 choclos crudos
- 1/2 l de caldo de choclo
- 1/2 kg de zapallo pelado
- 1 cucharada de albahaca picada

Preparación

- Pelar y picar las cebollas y cocinar en una olla tapada, con un poquito de caldo.
- Cuando estén tiernas, apagar el fuego.
- Agregar los granos de choclo, el zapallo cortado en cubos, las lentejas (previamente remojadas), el tomate pisado y el resto del caldo de choclo.
- Volver a poner al fuego, con la olla tapada, y cocinar hasta que el zapallo esté tierno.
- Mezclar esta preparación con la pasta integral (previamente hervida en agua con sal y escurrida).
- Antes de servir, espolvorearle por encima la albahaca fresca picada.

DIETA PARA BAJAR EL CONSUMO DE HIDRATOS DE CARBONO

Menú 1

Desayuno
- 1 rodaja de pan integral
- 1 pomelo

Almuerzo
- 1 porción de carne blanca con tomates asados

Merienda
- 1 zanahoria
- 1 jugo de frutas

Cena
- 1 porción de pescados y mariscos
- 1 rodaja de pan
- 1 pomelo

Menú 2

Desayuno
- 2 huevos revueltos con una salchicha y un tomate

Almuerzo
- 1 ensalada de lechuga y tomate
- 1 porción de pan con un filete de pollo o pavo

Merienda
- 2 zanahorias

Cena
- Costillitas de cerdo con vegetales
- 1 taza de frutillas

DIETA PARA REDUCIR EL TAMAÑO DE LO QUE COMEMOS

Menú 1

Desayuno
- 1/2 taza de frutillas
- 1 pan integral del tamaño de un puño

Almuerzo
- 1 taza de frutas con queso blanco

Merienda
- 1 barra de cereales

Cena
- 1 porción de pastas rellenas de verdura

Menú 2

Desayuno
- 1 yogur con cereales
- 1 fruta

Almuerzo
- 1 ensalada pequeña de pollo troceado, jamón y queso
- 1 pan integral del tamaño de un puño

- 1 porción de melón

Merienda
- 1 sándwich de queso

Cena
- 1 porción de pescado asado
- 1 ensalada de cebollas
- 1 yogur descremado

DIETA BAJA EN GRASA Y ALTA EN HIDRATOS DE CARBONO

Menú 1

Desayuno
- 1 taza de leche descremada con avena
- 1 banana y 100 gr de arándanos

Almuerzo
- 1 porción de pollo hervido
- 1 ensalada de verduras verdes

Merienda
- 1 porción de cereal horneado

Cena
- Arroz integral con verduras
- 1 ensalada de tomate con pepino
- 3 rodajas de ananá

Menú 2

Desayuno
- 1 jugo exprimido y colado de naranja
- 1 yogur con cereal

Almuerzo
- Ensalada de papas hervidas, garbanzos y brócoli
- Vegetales verdes
- 1 rodaja de tofú
- 1 manzana

Merienda
- 2 frutas

Cena
- 1 rodaja de pan con tomate
- 1 porción de pastas con tomate
- 1 durazno

El entrenamiento físico

El entrenamiento

El ejercicio como medio para adelgazar y mejorar el estado físico

Ejercicio y dieta

Cuando hemos notado que la ropa ya no nos queda tan bien como antes, o que se nos han formado antiestéticos rollitos en la cintura, o en las caderas, podemos acudir a la combinación de oro: dieta y ejercicios.

Hacer ejercicios implica también un compromiso tenaz, pero el resultado siempre aportará, además de la baja de peso, el mejor aspecto que un cuerpo tonificado y con una postura corporal agradable.

Y esta dupla de ejercicios y dieta funciona complementariamente: si somos incapaces de sacrificar nuestros hábitos alimenticios, o de contar efectivamente las calorías que llevamos a la boca, podemos recurrir a un entrenamiento físico más intensivo.

Por el otro lado, si nos cuesta seguir una rutina física exigente, la dieta que tendremos que seguir será más rigurosa.

Huelga decir que lo ideal es hacer una elección cuidadosa y saludable de las comidas que tomamos y, a la vez, tener una actividad física adecuada a nuestra edad y a nuestro cuerpo.

Los ejercicios físicos son un aliado excelente para perder peso, por dos razones fundamentales:

• Hacen que el metabolismo se acelere y que el organismo gaste más calorías de las que consume, por lo que inevitablemente se pierde grasa y por lo tanto kilos.

• Evitan que en el futuro el peso fluctúe, pues sustituye la grasa con masa muscular (cuyo mantenimiento tiene un mayor requerimiento calórico).

¿Cómo empezar?

Para adelgazar necesitamos, fundamentalmente, realizar alguna actividad aeróbica, que son las que requieren una mayor oxigenación de los tejidos, con el consiguiente mayor consumo de calorías. Esas actividades pueden ser:

• Correr
• Caminar
• Nadar
• Andar en bicicleta

La frecuencia requerida es de unos 40 minutos diarios, y pueden, por supuesto, combinarse (podemos dar caminatas tres veces por semana, alternándolas con visitas al natatorio, o paseos en bicicleta).

De igual manera, es importante saber que en los ejercicios más que la cantidad importa la constancia con la que se hagan.

Una buena manera de ver los resultados es medirlos cada 30 días.

Y no con la balanza. Porque el ejercicio físico aumenta la masa muscular, que es más pesada (y consume más calorías) que las partes lipídicas y grasas. Nuestro progreso se verá más con un centímetro para medir nuestros muslos o cintura, que veremos cómo paulatinamente se van reduciendo.

Ejercicios para mejorar nuestro cuerpo

Las dietas para adelgazar que se ocupan únicamente de reducir la ingesta calórica, sin incluir ningún tipo de actividad física, suelen ser ineficaces porque un 25% de ese peso perdido puede ser de masa muscular.

Aunque en la báscula en la que nos pesamos indique que hemos bajado de peso, puede que los porcentajes del cuerpo (es decir, el porcentaje de grasa respecto al peso total en relación con el porcentaje de masa muscular) hayan incluso empeorado, porque se ha perdido masa muscular.

Dado que el ritmo metabólico basal (RMB) está directamente relacionado con el porcentaje muscular que se tenga en el cuerpo, si se pierde masa muscular, el RMB será más lento, por lo que se consumen menos calorías.

En pocas palabras, si se pierde músculo se tiene muchas posibilidades de volver a engordar.

La clave para no volver a engordar a largo plazo consiste en darse cuenta de la importancia de mantener o aumentar la cantidad de fibra muscular del cuerpo. Al desarrollar músculo o aumentar su porcentaje, se aumenta el ritmo metabólico, que es el consumo de calorías que el cuerpo necesita para sostener sus funciones, lo cual ofrece muchas posibilidades de mantenerse en ese peso a largo plazo.

Dado que el RMB constituye entre el 60 y el 70% del consumo energético diario, incluso un modesto incremento del RMB puede alterar positivamente los porcentajes del cuerpo. Aunque hay otros factores como la edad y la genética que también determinan el RMB, el porcentaje de masa muscular es un factor que no se debe pasar por alto. Al subir el ritmo metabólico, se quemarán más calorías durante todas las actividades, incluso al estar sentados, tumbados y durmiendo.

Por cada 400 gr de masa muscular que se añade, el cuerpo consume 35 calorías al día, o lo que es lo mismo entre 1,2 y 1,6 kg de grasa al año.

Debemos tener esto muy en la cabeza cuando no encontramos tiempo ni ganas para comenzar una actividad física.

Empezar por el principio

El ejercicio incrementa el consumo de calorías y evita la pérdida de masa ósea que se produce al perder peso.

Pero a veces nos cuesta, no encontramos el momento o el lugar para comenzar a realizar esos ejercicios que nuestro cuerpo necesita.

Debemos proponernos, como en el caso de las dietas, metas sencillas, que aunque nos exijan dedicación y voluntad no nos desalienten por estar demasiado lejanas.

Para comenzar van estos dos consejos iniciales.

• Usar ropa adecuada. Si queremos empezar con una rutina de ejercicios debemos usar ropa cómoda y holgada. Sobre todo el calzado, debe ser muy cómodo. Siempre que podamos usaremos zapatillas deportivas.

• Conocer y tener presente la lista de quemas de calorías que cada actividad física implica. Esto nos estimula a seguir cuando estamos cansados.

Ejercicios cotidianos

Hay una enorme cantidad de actividades o quehaceres domésticos, que requieren para su consumación, una actividad física de suave a moderada. Si se realizan en forma consciente, será mayor el provecho que saquemos de ellos.

Muchas veces, confundimos actividad física con transpiración y "tortura". Sin embargo, simplemente subir o bajar las escaleras de la casa o cortar el césped pueden ser actividades físicas beneficiosas, que no representan esfuerzos intensos.

Por otro lado, dedicarle todos los días un tiempo a realizar ejercicios físicos específicos, no siempre está al alcance de todos. Sin embargo, si aprovechamos las tareas o actividades cotidianas para realizar ejercicio (acumular media hora por día), podremos estar seguros de que también aumentará la salud de nuestro corazón, combatiremos la osteoporosis y disminuiremos el colesterol.

Por eso, es recomendable para mejorar las condiciones de nuestro cuerpo, por ejemplo:

• Si contamos con ascensor en nuestra casa, elijamos la escalera tanto para subir como para bajar.

• Si nos dirigimos a un lugar medianamente cercano, no subirse al auto o al autobús, sino ir caminando. Prescindir de vehículos por tramos de menos de 1 kilómetro. Organizar nuestro tiempo para poder hacerlo.

• Si nos atrae la jardinería, tenemos asegurada una buena tarea para el corazón. Desde barrer las hojas secas hasta cortar el césped, pasando por quitar las hierbas malas o rastrillar la tierra serán labores beneficiosas.

• Como regla general, movernos 10 minutos por cada hora que estemos inactivos.

• Hacer abdominales: 3 series de 16 abdominales cada mañana ayuda a mantener los músculos tonificados y no nos lleva más que 10 minutos.

• Usar la bicicleta como actividad recreativa de los fines de semana.

Calentamiento y elongación

El calentamiento y la elongación son dos pasos fundamentales antes y después de realizar ejercicios físicos. La finalidad de ellos es preparar los músculos para el ejercicio.

El calentamiento

Es un paso fundamental que no debe postergarse por más sencilla y breve que sea la rutina que vayamos a encarar. Se trata de una serie de ejercicios de distinto grado de complejidad que deben hacerse de manera ordenada y metódica.

La principal finalidad del calentamiento es poner en funcionamiento todos los órganos del cuerpo y preparar el organismo para sobrellevar el esfuerzo al que será sometido.

Con una correcta entrada en calor, previa a la rutina, el cuerpo puede comenzar la ejercitación de la mejor manera. Luego del mismo todos los músculos y articulaciones están preparados para hacer esfuerzos. Los órganos y aparatos aumentarán su respuesta y, también psicológicamente, el organismo se preparará para la actividad física y, fundamentalmente, estaremos evitando o disminuyendo al máximo la posibilidad de sufrir lesiones.

La extensión de un calentamiento depende del estado de la persona y de la actividad que se vaya a emprender. Hay que tener en cuenta que si es demasiado corto la temperatura corporal se modificará muy poco; y si es demasiado largo puede originar una fatiga que no nos permita completar la rutina.

Para quienes llevan a cabo actividades sedentarias y que recién inician un entrenamiento, un calentamiento de unos 15 minutos estará bien. De tener un excelente estado físico, el calentamiento no debería superar los 40 minutos.

El calentamiento prepara los músculos para resistir el trabajo extra que deberán hacer en el ejercicio físico posterior. Al mismo tiempo evita desgarros, tirones, contracturas, distensiones y esguinces preparando el cuerpo para movimientos más veloces y con mayor esfuerzo que requerirán más resistencia. También provoca la apertura de un mayor número de alvéolos pulmonares por lo que una mayor cantidad de oxígeno llega a los capilares sanguíneos ayudando a eliminar mayor cantidad de dióxido de carbono con lo cual el sistema respiratorio logra expulsar muchas más toxinas durante la rutina física.

Recordemos que en un calentamiento sólo buscaremos que los grupos musculares, las articulaciones y los sistemas del organismo comiencen a funcionar bajo un esfuerzo mayor, con una mayor temperatura corporal. El calentamiento no tiene como finalidad cansarnos ni consumir energía.

Básicamente, un calentamiento modelo podría incluir:

• Un breve trote o caminata para poner en funcionamiento los sistemas del organismo y aumentar la temperatura corporal.

• Realizar un ejercicio de cada grupo muscular y de cada articulación para activar el organismo.

• Alternar trabajos en los distintos grupos o extremidades para no sobrecargar el cuerpo.

• Sin dejar de movernos, realizar cambios en la intensidad de los ejercicios.

• Tratar de respirar con normalidad para no fatigarnos.

La elongación

Elongar es estirar nuestros músculos luego del entrenamiento para favorecer un enfriamiento progresivo de los mismos para evitar lesiones, fatiga muscular y cansancio. Pero, además de contribuir con el cuerpo para completar una rutina favorable, el solo hecho de practicar la elongación trae un sinnúmero de beneficios:

• Previene caídas
• Alivia dolores
• Mantiene su rango de movimiento
• Mejora el equilibrio
• Soluciona problemas de postura
• Disminuye la tensión
• Combate el estrés
• Activa la circulación y mejora la concentración

Es importante destacar que no alcanzará con elongar sólo después de hacer ejercicios. Además, si nos excedemos con las cargas físicas a las cuales nos sometemos, no evitaremos el cansancio o la fatiga muscular con una simple elongación. Es necesario saber que, sumada a la elongación posterior a la actividad deportiva, debemos tenerla presente como una práctica constante en nuestra vida. Si tomamos el hábito de elongar algunas veces al día, todos los días, nuestro cuerpo estará menos propenso a lesiones de cualquier tipo.

Algunos consejos a la hora de elongar

• Comience lentamente.

• No se fuerce.

• Sobreestirarse puede causar dolor y lesiones.

• Si duele, deténgase.

• Elongue todos los grupos musculares principales, aguantando cada elongación unos 30 segundos.

• Los principales músculos para alongar son: las pantorrillas, los músculos frontales y posteriores de los muslos, flexores de la cadera, del pecho y espalda (dorsales).

• Si lleva acabo una actividad muy sedentaria, puede elongar cuello, hombros, muñecas y tobillos.

Ejercicio para tonificar, adelgazar y corregir la postura

Ejercicios abdominales

Los ejercicios de la zona abdominal, además de fortalecer y tonificar la musculatura (reduciendo la panza y contribuyendo a una mejoría de la silueta corporal), ayudan a tener una espalda sana y derecha, colaboran con la función intestinal y proporcionan elasticidad y fuerza.

Los ejercicios abdominales pueden realizarse a cualquier edad, pero lo importante es hacerlos bien, para no forzar la espalda ni sufrir dolores lumbares.

Abdominal clásico

Para realizar todos los ejercicios abdominales, la postura básica que adoptaremos es la siguiente: recostarse de espaldas al suelo, sobre una esterilla, colocando los brazos a los costados del cuerpo (mirando hacia abajo) y las palmas sobre el suelo.

Intentar que la columna apoye en forma completa, sobre la esterilla.

Con las piernas flexionadas, contraer los glúteos, manteniendo las rodillas y los pies juntos. Apoyar una mano sobre la panza, para evitar que la misma sobresalga.

Abdominal con elevación de cabeza

Recostarse en el suelo (postura abdominal clásica), realizar una respiración completa y al exhalar, aguantar la respiración y levantar suave y levemente la cabeza, como si quisiésemos ver las rodillas.

Apoyar una mano sobre la panza, para controlar que la misma no sobresalga.

Luego descender la cabeza, aún conteniendo la respiración, y apoyarla suavemente en el suelo. Repetir diez veces.

Abdominal con piernas elevadas

Recostarse sobre la esterilla, apoyar bien la espalda y contraer los glúteos.

Encoger y acercar hacia uno, primero una pierna y luego la otra. Estirar las puntas de los pies y flexionar levemente las rodillas.

Elevar ambas piernas simultáneamente, juntas una a la otra. En esta posición, realizar cuatro respiraciones abdominales, y al finalizar, bajar las piernas en forma suave.

Mientras se realiza este ejercicio, intentar que la espalda quede bien apoyada sobre el suelo, los glúteos contraídos y la panza hacia adentro. Repetir diez veces.

Abdominal con las manos detrás de la nuca

Recostarse en el suelo y entrelazar las manos entre sí, por detrás de la nuca, la que se apoyará sobre ellas.

Elevar la cabeza suavemente, hasta tener los hombros en el aire. No llevar el mentón hacia el pecho, para no forzar las cervicales.

En esta posición, tomar aire, retenerlo y al expulsarlo, vaciar completamente el abdomen. Bajar la cabeza y los hombros, hasta llegar a la posición inicial. Repetir diez veces.

Ejercicios para la columna

Una forma de mantener una buena postura, adquirir mayor elasticidad y flexibilidad y conservar una buena imagen corporal, es realizando ejercicios para la columna.

Sobre una colchoneta o esterilla, colocarse en cuatro apoyos (sobre rodillas y manos). Distribuir el peso de todo el cuerpo sobre los cuatro apoyos. Inhalar, mientras se flexiona la columna, mirando hacia arriba. Luego, mirarse el ombligo, flexionando la columna en sentido contrario, mientras se exhala.

Ejercicios para flexibilizar y masajear la columna

En primer lugar, sentarse en el suelo, con las piernas encogidas (flexionadas). Tomarse las pantorrillas con las manos, y sin soltar las piernas, apoyar la espalda y la cabeza en el piso.

Luego, llevar las rodillas a la frente, separar la espalda del piso y continuar manteniendo las manos en las pantorrillas. Utilizar, para este ejercicio, la fuerza abdominal.

En la misma posición, estirar las piernas por detrás de la cabeza, apoyar los pies en el piso. En caso de ser posible, estirar los brazos hacia delante, apoyándolos en el suelo para mejorar el apoyo.

Volver a la posición inicial y repetir el ejercicio varias veces.

Ejercicios para piernas y glúteos

Sentarse sobre una esterilla o una manta doblada, para estar más cómodo.

Juntar las plantas de los pies, y tomándose la punta de los pies con las manos para que no se separen, intentar tocar con las rodillas el piso.

Flexionar la pierna derecha, colocando la planta del pie sobre el costado de la cara interna del muslo izquierdo. Intentar llegar con la rodilla, al piso. Repetir el mismo ejercicio, con la otra pierna.

Sentadillas

Colocarse de pie, separando levemente las piernas.

Llevar los brazos hacia delante y cruzarlos apoyando cada mano sobre el antebrazo opuesto. La idea es equilibrar el peso del cuerpo.

Bajar el cuerpo flexionando las rodillas, manteniendo la espalda derecha, e intentando que los glúteos se acerquen lo más posible al suelo. Levantarse sin arquear la espalda y repetir varias veces.

Tijeras

Colocarse de pie, separar las piernas y ubicar las manos en la cintura. Dirigir el peso del cuerpo hacia un costado, flexionando la rodilla, y soportando dicho peso, sobre una pierna.

Volver hacia el centro y realizar hacia el otro lado. Repetir, alternando las piernas.

Glúteos

Acostarse sobre una esterilla, con la espalda hacia el suelo y los brazos a los costados del cuerpo.

Flexionar las piernas, apoyando los pies sobre el suelo.

Contraer los abdominales, y levantar la cola despegándola del suelo, de modo que los glúteos queden contraídos. Permanecer varios segundos en esta posición y bajar, aflojando los músculos. Tener cuidado de no arquear la espalda, sino mantener el cuerpo en línea. Repetir.

Este ejercicio puede realizarse con ambas piernas apoyadas en el suelo, o bien con una sola, cruzando la otra sobre la que está apoyada.

Glúteos e isquiotibiales

Recostarse boca abajo sobre una esterilla, la frente hacia el suelo y los brazos al costado del cuerpo.

Flexionar las piernas, llevando los pies hacia arriba. Despegar los muslos del suelo (sin arquear la espalda) llevando los pies más arriba y contrayendo el abdomen y los glúteos. Permanecer varios segundos en esta posición y bajar, aflojando los músculos. Repetir.

Ejercicios para el busto

Con respecto a los pechos, cabe aclarar que el músculo se encuentra debajo de la grasa, siendo el único sostén, la piel.

Existen varias causas que pueden aflojar el busto: la mala postura, la pérdida de peso, el embarazo y la lactancia o el paso del tiempo.

Sin embargo, si se realiza ejercicio en forma periódica, se tonifica el músculo pectoral y el busto tiende a realzarse. También, si se entrena la musculatura fijadora de los omóplatos, los hombros se ubican más atrás y se favorece la postura de los pechos.

Apertura de pecho

Para este ejercicio, es necesario contar con un banco con respaldo y pesas manuales o mancuernas.

Sentarse sobre un banco, mantener la espalda bien apoyada en el respaldo y los pies sobre el suelo.

Sujetar una mancuerna con cada mano, y colocar las palmas mirándose entre sí.

Doblar los codos levemente, durante todo el ejercicio.

Llevar las mancuernas hacia cada lado, hasta llegar al nivel de los hombros, de modo de sentir un ligero estiramiento en el pecho. Volver los brazos a la posición inicial y repetir varias veces.

Lagartijas

Ubicarse sobre una esterilla, en la posición de cuatro patas, con los brazos en posición perpendicular al suelo.

Apoyar las manos en el suelo, pero más adelante del nivel de los hombros. Mantenerlas separadas entre sí, haciéndolas coincidir con la separación de los hombros.

Al realizar este ejercicio, la espalda debe mantenerse recta.

Suavemente, doblar los brazos hasta que los codos estén a un ángulo de 90º, llevando el mentón hacia el suelo. Enderezar los brazos nuevamente, sin estirar completamente los codos, hasta volver a la posición inicial. Repetir el movimiento.

Ejercicios para "achatar" la panza

La zona del abdomen y las caderas es donde más frecuentemente se acumula la grasa. Pero si no tenemos un gran exceso de peso, llevando a cabo una serie de simples ejercicios, acompañando un buen régimen alimentario, lograremos resultados muy beneficiosos. Aquí algunos ejemplos para lograr el objetivo:

Acostarse en el piso con las palmas de las manos apoyadas en el suelo, levantar ambas piernas manteniéndolas levantadas a 45ºunos segundos y luego descansar. Repetir 10 veces.

Recostarse en el piso con las palmas de las manos apoyadas en el suelo, levantar ambas piernas a 45º; abrirlas y cerrarlas 5 veces. Descansar y reiterar 8 veces.

Acostarse en el piso con las manos hacia atrás tocando el suelo. Levantar las piernas y llevarlas detrás de la cabeza, intentando acercarnos a las manos. Realizar 8 repeticiones.

Realizar abdominales acostándose en el piso. Trabar los pies en una silla o mueble, para que no se nos muevan; colocar las manos detrás de la cabeza y levantar el tórax hasta quedar a 90º con el suelo. Realizar 3 series de 12 abdominales.

Tanto en estos ejemplos, como en todos los anteriores y los siguientes, la intensidad y las repeticiones deberán adecuarse al estado físico y las posibilidades de cada persona.

Mejorar la postura

Generalmente, en cualquier situación en la que nos encontremos, solemos adoptar posturas perjudiciales para el cuerpo: tendemos a inclinarnos hacia delante, encogemos los hombros o curvamos la espalda.

De esta forma, lo único que conseguimos es hacer trabajar a nuestros músculos en forma encogida y produciendo un desequilibrio en la columna vertebral. Para ayudar a nuestra salud e imagen corporal, es necesario realizar ejercicios correctores, con el fin de estirar los músculos retraídos y modificar los músculos distendidos.

Ejercicios respiratorios

También, es importante realizar ejercicios respiratorios. El oxígeno bien asimilado se fija en la sangre y es llevado por ella, a todas las células de los órganos. De esta forma se asegura una buena nutrición, trabajo y calor corporal.

La gimnasia respiratoria activa dos funciones fundamentales, la asimilación y la eliminación. Esta gimnasia combate el cansancio, fortifica los nervios, favorece el sueño, entre otras ventajas.

Las personas débiles o con afecciones en el corazón o los pulmones deben consultar al médico en cuanto al grado de esfuerzo que puedan realizar en estos ejercicios. Hechos con moderación y supervisión de un profesional, resultan muy beneficiosos en todos los casos.

Para realizar gimnasia respiratoria, se debe elegir o bien la mañana, al levantarse, o bien antes de acostarse. Preferentemente, ubicarse frente a una ventana abierta o al aire libre, sin ropas que lo opriman. Pararse en forma recta, con los hombros hacia atrás, las manos en la cintura o levantándolas a medida que se efectúa la inspiración, manteniéndolas en alto y juntas al retener el aire y bajándolas lentamente al espirar el aire.

La forma ideal de realizar este ejercicio es logrando una inspiración por la nariz, llenando de aire primero el abdomen y luego el pecho, de forma profunda. Se retiene el aire por unos segundos y luego se espira hasta expulsar todo el aire retenido.

Estos ejercicios ayudan a oxigenar y mejorar la calidad de la sangre, alimentando debidamente los pulmones.

Caminatas

Una actividad tan simple como caminar puede ayudarnos a quemar esas calorías que a veces consumimos de más, además de generar un benéfico efecto de despeje de nuestra mente.

Se recomienda empezar con 20 minutos diarios durante la primera semana, incrementado 10 minutos diarios hasta llegar a una hora.

Antes de cada caminata debemos hacer 5 minutos de estiramientos y caminar los primeros 5 minutos muy despacio. Al terminar volvemos a bajar nuestra velocidad de caminata los últimos 5 minutos y reiteramos los estiramientos musculares. Esta precaución protege los cambios de ritmo cardíaco y los posibles calambres.

Es fundamental la constancia para obtener resultados. Lo ideal es hacer esto todos los días, descansando si queremos una vez a la semana. Tenemos que intentar que esta actividad se transforme en un hábito.

Para saber:

• La postura para caminar debe ser con la espalda erguida, contrayendo los músculos abdominales.

• La respiración debe ser profunda y consciente.

Algunos tips que nos ayudarán a que nuestras caminatas sean efectivas

Ejercicios adicionales:

mientras caminamos es aconsejable no mantener los brazos quietos. Si dejamos los brazos colgando corremos además el peligro de que éstos, por la posición mantenida durante una hora, se hinchen y comiencen a molestar. Los brazos deben estar en movimiento, constantemente, llevados hacia delante y hacia atrás, lo que ayuda también al trabajo de los músculos abdominales. Debemos mantener codos cerca del cuerpo y mover los brazos hacia adelante y hacia atrás, pero sin cruzar la línea central del cuerpo y sin subirlos más arriba del pecho.

El uso de un calzado adecuado:

es muy importante llevar zapatillas adecuadas cuando empezamos a caminar como ejercicio. Las suelas deben ser flexibles, deben ser la talla correcta y deben ser renovadas al año de uso. Hoy las grandes marcas diseñan zapatillas especiales que amortiguan el impacto del pie contra el suelo, para evitar lesiones en pies y rodillas.

Hidratarnos bien:

es importantísimo beber agua antes, durante y después de nuestra caminata. Como pauta, podemos beber un vaso de agua 10 minutos antes de empezar a caminar, un vaso cada 20 minutos y al terminar, uno o dos vasos más. Se recomienda evitar bebidas con cafeína antes de ejercitarnos, porque al causar una pérdida de líquidos, tendremos más sed y es posible que la vejiga empiece a molestarnos antes de finalizar.

Para evitar accidentes:

si nos proponemos caminar o trotar de noche, lo recomendable es llevar ropa deportiva de colores fosforescentes, para poder ser avistados desde lejos.

Protegernos del sol:

en verano es imprescindible un gorro que proteja nuestra cabeza de las posibles insolaciones.

Relajación y flexibilidad:

es importante cuidar los movimientos de nuestro cuerpo al caminar, adquiriendo un ritmo adecuado a nuestras posibilidades. Cuidar de que la distancia entre paso y paso nos resulte cómoda, ya que si exageramos podemos dañar nuestros pies y los músculos de nuestra pantorrilla. Además, no aumentamos nuestro gasto calórico ni los beneficios del ejercicio por dar grandes pasos.

Reponer minerales:

si estamos en un plan de caminatas largas, que excedan las dos horas, es aconsejable consumir bebidas isotónicas para deportistas.

Una buena postura:

mantener la cabeza en alto y la espalda erguida nos ayudará a respirar bien y a mantener la línea corporal. La barbilla arriba, en paralelo al suelo y los ojos mirando unos 3 metros adelante. Si caminamos inclinados hacia adelante o hacia atrás podemos causarnos una lesión de espalda o cuello. Una buena opción, que nos indica de paso que estamos caminando bien, es imaginar que somos más altos de lo que realmente somos.

Un día de descanso:

el exceso, a veces, de actividad física puede tener consecuencias que no son las buscadas. Por otro lado, psicológicamente puede que empiece a resultarnos agobiante el ejercicio si lo hacemos todos los días. Un día de licencia a la semana puede ser la solución que equilibre, para que el cuerpo y los músculos se reparen.

El sedentarismo, ese flagelo de la vida moderna, es una de las principales causas de sobrepeso. Algunos estudios realizados demuestran que aquellas personas que permanecen mayor cantidad de tiempo en una silla trabajando o en su sofá mirando televisión, poseen muchos más riesgos de caer en el sobrepeso. En promedio, un individuo con sobrepeso pasa entre 150 y 180 minutos más al día sentado que una persona delgada.

Esos mismos estudios determinaron que esta situación no necesita de un gimnasio ni de una práctica deportiva, sino que puede corregirse con una rutina diaria de caminatas.

Para comprobar la relación entre obesidad, exceso de peso y sedentarismo, basta recordar que hace medio siglo atrás, el hombre se movía, caminaba y se desplazaba más que hoy y el sobrepeso no estaba tan desarrollado como hoy, que afecta a personas de todo tipo y raza; cada vez en mayor porcentaje en las sociedades más avanzadas. Es fácil deducir entonces que cuanto más fácil es acceder a un automóvil, a una casa con todos los lujos, a comprar todo por internet y no movernos de ese sillón tan cómodo, mayor es la posibilidad de caer en el sobrepeso, con todas las enfermedades que acarrea.

Razones que demuestran la eficacia de las caminatas:

- Caminar quema calorías y aumenta el ritmo metabólico.
- Una caminata puede actuar como supresor del apetito.
- Las caminatas aumentan el tejido muscular y reducen el factor de sobrealimentación.
- El funcionamiento intestinal mejora con las caminatas.
- Caminar mejora la autoestima y levanta el ánimo.

Correr

Correr es una actividad física aeróbica más exigente que una caminata, y una de las que más beneficios pueden aportarle al organismo. Demás está decir que al encarar esta rutina física necesitaremos un previo chequeo médico.

Correr suena simple, pero es una actividad que nos abre múltiples posibilidades, desde un trote suave y por poco tiempo hasta carreras de fondo o pequeñas maratones de 5 a 10 kilómetros.

Lo más adecuado es que si sólo tenemos pensado trotar alrededor de una plaza o un parque, lo hagamos de manera gradual, sin cansarnos los primeros días hasta encontrar nuestro ritmo. A partir de allí debemos fijarnos una rutina frecuente. Es preferible correr poco todos los días y no agotarnos durante dos horas un fin de semana y luego estar acalambrados toda la semana. Trotar es una actividad un poco más exigente que caminar o andar en bicicleta. Alcanzará con 30 minutos diarios para que nuestro cuerpo se beneficie.

Por el contrario, si lo que queremos es correr distancias más extensas y hasta participar en la enorme cantidad de pequeñas maratones de 3, 5, 8 ó 10 kilómetros que se están organizando, necesitaremos un entrenamiento un poco más exigente.

El siguiente sería un plan de entrenamiento básico para el primer mes de preparación para quienes deseen entrenarse para correr distancias más significativas:

Para principiantes

Primera semana
Lunes: correr 20 minutos / Martes: descanso / Miércoles: correr 25 minutos / Jueves: descanso / Viernes: correr 35 minutos / Sábado: descanso / Domingo: correr 45 minutos.

Segunda semana
Lunes: correr 25 minutos / Martes: descanso / Miércoles: correr 35 minutos / Jueves: descanso / Viernes: correr 40 minutos / Sábado: descanso / Domingo: correr 50 minutos.

Tercera semana
Lunes: correr 30 minutos / Martes: descanso / Miércoles: correr 35 minutos / Jueves: descanso / Viernes: correr 40 minutos / Sábado: descanso / Domingo: correr 60 minutos.

Cuarta semana
Lunes: correr 35 minutos / Martes: descanso / Miércoles: correr 40 minutos / Jueves: descanso / Viernes: correr 45 minutos / Sábado: descanso / Domingo: Correr 65 minutos.

A partir de la segunda semana se puede culminar cada entrenamiento con 2 piques cortos y en velocidad. Comenzar con 50 metros, seguir con 100 y llegar a 200 metros al cabo de un par de semanas. Luego de cada carrera repetir el camino de manera inversa, caminando y respirando pausadamente.

Para corredores intermedios

Primera semana

Lunes: correr 40 minutos / Martes: descanso / Miércoles: correr 45 minutos / Jueves: descanso / Viernes: correr 50 minutos / Sábado: descanso / Domingo: correr 60 minutos.

Segunda semana

Lunes: correr 45 minutos / Martes: descanso / Miércoles: correr 50 minutos / Jueves: descanso / Viernes: correr 50 minutos / Sábado: descanso / Domingo: correr 60 minutos.

Tercera semana

Lunes: correr 50 minutos / Martes: descanso / Miércoles: correr 50 minutos / Jueves: descanso / Viernes: correr 60 minutos / Sábado: descanso / Domingo: correr 60 minutos.

Cuarta semana

Lunes: correr 55 minutos / Martes: descanso / Miércoles: correr 60 minutos / Jueves: descanso / Viernes: correr 65 minutos / Sábado: descanso / Domingo: correr 70 minutos.

Desde la primera semana pueden culminarse los entrenamientos con carreras cortas de 50, 100, 200 y 300 metros en velocidad. Luego repetir el camino inverso caminando y respirando pausadamente. También, a partir de la tercera semana, pueden realizarse tramos de 100 a 200 metros, corriendo suave, en subida.